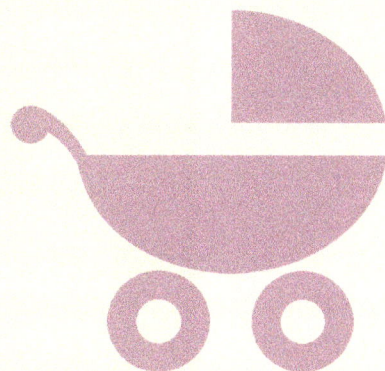

Name

_____

Advice for parents

_____

_____

_____

_____

Wishes for Baby

_____

_____

_____

Name

_____

Advice for parents

_____

_____

_____

Wishes for Baby

_____

_____

_____

Name

_____

Advice for parents

_____

_____

_____

_____

Wishes for Baby

_____

_____

_____

Name

_____

Advice for parents

_____

_____

_____

_____

Wishes for Baby

_____

_____

_____

_____

Name

_____

Advice for parents

_____

_____

_____

Wishes for Baby

_____

_____

_____

Name

_____

Advice for parents

_____

_____

_____

_____

Wishes for Baby

_____

_____

_____

Name

_____

Advice for parents

_____

_____

_____

_____

Wishes for Baby

_____

_____

_____

_____

Name

_____

Advice for parents

_____

_____

_____

_____

Wishes for Baby

_____

_____

_____

_____

Name

_____

Advice for parents

_____

_____

_____

Wishes for Baby

_____

_____

_____

Name

_____

Advice for parents

_____

_____

_____

_____

Wishes for Baby

_____

_____

_____

Name

_____

Advice for parents

_____

_____

_____

Wishes for Baby

_____

_____

_____

Name

_____

Advice for parents

_____

_____

_____

Wishes for Baby

_____

_____

_____

Name

_____

Advice for parents

_____

_____

_____

Wishes for Baby

_____

_____

_____

Name

_____

Advice for parents

_____

_____

_____

_____

Wishes for Baby

_____

_____

_____

Name

_____

Advice for parents

_____

_____

_____

_____

Wishes for Baby

_____

_____

_____

Name

_____

Advice for parents

_____

_____

_____

_____

Wishes for Baby

_____

_____

_____

Name

_____

Advice for parents

_____

_____

_____

_____

Wishes for Baby

_____

_____

_____

_____

Name

_____

Advice for parents

_____

_____

_____

_____

Wishes for Baby

_____

_____

_____

Name

_____

Advice for parents

_____

_____

_____

_____

Wishes for Baby

_____

_____

_____

Name

_____

Advice for parents

_____

_____

_____

_____

Wishes for Baby

_____

_____

_____

Name

_____

Advice for parents

_____

_____

_____

Wishes for Baby

_____

_____

_____

Name

_____

Advice for parents

_____

_____

_____

_____

Wishes for Baby

_____

_____

_____

Name

_____

Advice for parents

_____

_____

_____

Wishes for Baby

_____

_____

_____

Name

_____

Advice for parents

_____

_____

_____

Wishes for Baby

_____

_____

_____

Name

_____

Advice for parents

_____

_____

_____

Wishes for Baby

_____

_____

_____

Name

_____

Advice for parents

_____

_____

_____

_____

Wishes for Baby

_____

_____

_____

Name

_____

Advice for parents

_____

_____

_____

_____

Wishes for Baby

_____

_____

_____

Name

_____

Advice for parents

_____

_____

_____

Wishes for Baby

_____

_____

_____

_____

Name

_____

Advice for parents

_____

_____

_____

_____

Wishes for Baby

_____

_____

_____

Name

_____

Advice for parents

_____

_____

_____

Wishes for Baby

_____

_____

_____

Name

_____

Advice for parents

_____

_____

_____

Wishes for Baby

_____

_____

_____

Name

_____

Advice for parents

_____

_____

_____

_____

Wishes for Baby

_____

_____

_____

Name

_____

Advice for parents

_____

_____

_____

_____

Wishes for Baby

_____

_____

_____

Name

_____

Advice for parents

_____

_____

_____

_____

Wishes for Baby

_____

_____

_____

_____

Name

_____

Advice for parents

_____

_____

_____

_____

Wishes for Baby

_____

_____

_____

Name

_____

Advice for parents

_____

_____

_____

_____

Wishes for Baby

_____

_____

_____

Name

_____

Advice for parents

_____

_____

_____

_____

Wishes for Baby

_____

_____

_____

Name

_____

Advice for parents

_____

_____

_____

_____

Wishes for Baby

_____

_____

_____

Name

_____

Advice for parents

_____

_____

_____

_____

Wishes for Baby

_____

_____

_____

Name

_____

Advice for parents

_____

_____

_____

_____

Wishes for Baby

_____

_____

_____

Name

_____

Advice for parents

_____

_____

_____

_____

Wishes for Baby

_____

_____

_____

Name

_____

Advice for parents

_____

_____

_____

Wishes for Baby

_____

_____

_____

Name

_____

Advice for parents

_____

_____

_____

Wishes for Baby

_____

_____

_____

_____

Name

_____

Advice for parents

_____

_____

_____

_____

Wishes for Baby

_____

_____

_____

_____

Name

_____

Advice for parents

_____

_____

_____

Wishes for Baby

_____

_____

_____

Name

_____

Advice for parents

_____

_____

_____

Wishes for Baby

_____

_____

_____

Name

_____

Advice for parents

_____

_____

_____

_____

Wishes for Baby

_____

_____

_____

Name

_____

Advice for parents

_____

_____

_____

_____

Wishes for Baby

_____

_____

_____

Name

Advice for parents

Wishes for Baby

Name

_____

Advice for parents

_____

_____

_____

_____

Wishes for Baby

_____

_____

_____

_____

Name

_____

Advice for parents

_____

_____

_____

_____

Wishes for Baby

_____

_____

_____

_____

Name

_____

Advice for parents

_____

_____

_____

_____

Wishes for Baby

_____

_____

_____

Name

_____

Advice for parents

_____

_____

_____

Wishes for Baby

_____

_____

_____

Name

_____

Advice for parents

_____

_____

_____

Wishes for Baby

_____

_____

_____

Name

_____

Advice for parents

_____

_____

_____

_____

Wishes for Baby

_____

_____

_____

Name

_____

Advice for parents

_____

_____

_____

Wishes for Baby

_____

_____

_____

Name

_____

Advice for parents

_____

_____

_____

Wishes for Baby

_____

_____

_____

Name

_____

Advice for parents

_____

_____

_____

_____

Wishes for Baby

_____

_____

_____

Name

_____

Advice for parents

_____

_____

_____

_____

Wishes for Baby

_____

_____

_____

Name

_____

Advice for parents

_____

_____

_____

_____

Wishes for Baby

_____

_____

_____

Name

_____

Advice for parents

_____

_____

_____

_____

Wishes for Baby

_____

_____

_____

_____

Name

_____

Advice for parents

_____

_____

_____

_____

Wishes for Baby

_____

_____

_____

Name

_____

Advice for parents

_____

_____

_____

_____

Wishes for Baby

_____

_____

_____

_____

Name

_____

Advice for parents

_____

_____

_____

_____

Wishes for Baby

_____

_____

_____

_____

Name

_____

Advice for parents

_____

_____

_____

Wishes for Baby

_____

_____

_____

Name

_____

Advice for parents

_____

_____

_____

_____

Wishes for Baby

_____

_____

_____

Name

_____

Advice for parents

_____

_____

_____

Wishes for Baby

_____

_____

_____

Name

_____

Advice for parents

_____

_____

_____

_____

Wishes for Baby

_____

_____

_____

_____

Name	Gift

Name	Gift

Name	Gift

Name	Gift

Name	Gift

Name	Gift

Name	Gift

Name	Gift

Name	Gift

Name	Gift